GUÉRISON RADICALE

DES

HERNIES RÉDUCTIBLES

OU

TRAITEMENT CURATIF

DES

HERNIES OU DESCENTES

Rendant les Bandages et les Pessaires inutiles.

MÉTHODE DE FEU PIERRE SIMON

PAR

M. F. THOMAS

DOCTEUR-MÉDECIN

Nº 11, Rue des Mathurins-Saint-Jacques, nº 11, à Paris.

Les traitements sont préparés exclusivement par M. COUTAND-SIMON,
Elève et Gendre de PIERRE SIMON.

LES LETTRES ET L'ARGENT DOIVENT ÊTRE ADRESSÉS FRANCS DE PORT

ÉCRIRE SON ADRESSE AMPLEMENT ET TRÈS-LISIBLEMENT

ON TRAITE A FORFAIT

Lisez avec attention ce Prospectus, et au nom de l'humanité commmuniquez-le
aux personnes qui ont intérêt à le connaitre.

1863

REMARQUE IMPORTANTE.

Le remède indiqué dans ce Prospectus se divise par potions dont le nombre varie suivant l'âge du sujet, la grièveté et l'ancienneté de la maladie. Par exemple, un traitement de cinq ou six potions suffit ordinairement aux enfants âgés d'un à deux ans ; les enfants âgés de deux à quatre ans doivent en prendre six à huit potions ; les enfants de quatre à six ans en exigent huit à dix potions, et les enfants âgés de six à dix ans doivent en prendre dix à douze potions. Les jeunes gens de dix à quinze ans doivent se conformer à un traitement de douze à quinze potions ; les personnes âgées de quinze à vingt ans doivent en consommer de dix-huit à vingt potions ; les sujets de vingt à trente ans exigent un traitement de vingt-cinq potions ; les personnes de trente à cinquante ans doivent se conformer à un traitement de trente potions ; enfin, un traitement de trente à quarante potions est prescrit aux sujets de cinquante à quatre-vingts ans. En conséquence, d'après cet indice, chacun pourra déterminer le nombre nécessaire de potions pour obtenir une radicale guérison. *La quantité du remède est la même pour les deux sexes.*

Le prix de ce remède est de deux francs par chaque potion. — On paie d'avance.

Les lettres et l'argent doivent être adressés franc de port à M. F. THOMAS, docteur-médecin, rue des Maturins-Saint-Jacques, n° 11, à Paris. On expédiera par le chemin de fer, et toute expédition portera le cachet de M. F. THOMAS. Une ordonnance très-détaillée sera jointe à l'expédition.

Ce remède, dont l'usage est facile, peut être pris en secret et sans aucun régime ni dérangement. Il n'y a point de temps distinct pour en faire usage ; on peut le prendre avec le même succès dans tous les mois de l'année. On peut suspendre le traitement pendant plusieurs jours et même pendant plusieurs semaines, sans nuire à la guérison, et chacun peut se guérir sans le secours d'aucune main étrangère.

Ce spécifique, qui est approuvé et recommandé par un très-grand nombre de docteurs très-distingués, n'a jamais été préjudiciable à aucune personne. Il fortifie le tempérament, facilite l'expectoration, excite l'appétit ; enfin, il améliore considérablement la santé : une expérience de plus de trente ans en est une preuve incontestable.

La guérison radicale des hernies réductibles, c'est-à-dire qui rentrent entièrement soit d'elles-mêmes ou en les poussant avec la main, est le fruit des recherches et des travaux d'un praticien qui s'est occupé toute sa vie de la guérison de cette maladie cruelle qui, en affligeant l'humanité, choque en même temps la pudeur. Il est bien entendu que nous considérons comme hernies les descentes de matrice, pour la guérison desquelles ce spécifique est un puissant moyen.

Quoique nous soyons dispensé de faire ici l'éloge que mérite cette découverte, puisque l'efficacité en est reconnue, cependant nous ne pouvons, dans l'intérêt de l'humanité, passer sous silence un certain nombre d'attestations qui ont été délivrées à feu M. PIERRE SIMON, auteur de la méthode, par des personnes bien dignes de foi ; nous en produisons d'anciennes et de nouvelles, c'est-à-dire peu de temps avant sa mort. Les anciennes sont des preuves irréfragables de la solidité de la guérison, et les nouvelles justifient la continuation de son efficacité.

On peut se reposer sur notre discrétion ; nous ne citons jamais aucune personne sans son consentement donné par écrit.

AVIS AU LECTEUR.

Nous avons l'honneur de prévenir nos lecteurs que toutes demandes adressées par correspondance pour s'assurer de la légalité des respectables certificats insérés dans le présent prospectus resteront sans réponse. Pour croire à la légalité de ces honorables attestations, il suffit de connaître l'article 147 du Code Pénal, qui punit des travaux forcés à temps, toutes personnes qui auront commis un faux en écriture authentique et publique.

Un des principaux journaux de médecine de Paris, le journal de *Chimie médicale, de Pharmacie et de Toxicologie* rapporte cinquante cas de hernies guéries radicalement par M. le docteur *Heidenrech*, d'après notre méthode.

M. le docteur *F. Imbert*, ex-chirurgien en chef de l'hospice de la Charité de Lyon, médecin de l'Hôtel-Dieu, professeur à l'École secondaire de médecine, membre de l'Académie royale des Sciences, Belles-Lettres et Arts, de la Société de Médecine, de la Société d'Agriculture de la même ville, etc..., recommande avec empressement l'usage de la méthode de *Pierre Simon* pour la guérison radicale des hernies. Voici ce que nous lisons dans son *Traité théorique et pratique des maladies des femmes.*

« Est-il possible de trouver quelque médicament qui ait une action spécifique pour la cure
« des hernies, et qui fasse resserrer les ouvertures dilatées? Le praticien se demande pour-
« quoi certaines substances n'auraient pas la propriété de resserrer les ouvertures qui livrent
« passage aux viscères, puisqu'il est reconnu qu'il en est qui les dilatent. Il sait que les médi-
« caments spécifiques sont les seuls avec lesquels on fait vraiment de la médecine. Il ne
« sera donc pas éloigné de tenter l'usage d'un remède qui a eu de grands succès entre
« les mains de M. *Pierre Simon*. Les succès que j'ai obtenus par ce moyen m'engagent à
« le conseiller dans la maladie dont il est question dans ce chapitre. »

AVIS AUX MALADES.

Tout malade désire obtenir sa guérison; mais avant de se soumettre à n'importe quel traitement, il est en droit d'exiger deux garanties.

La première, que ce même traitement ait été profitable à d'autres personnes atteintes de la même affection;

La seconde, que dans aucun cas il ne laisse rien à désirer pour la sécurité des malades.

Celui de feu *Pierre Simon*, à ce double point de vue, doit inspirer une confiance pleine et entière.

1° Depuis plus de trente ans, des guérisons sans nombre ont été obtenues dans toutes les classes de la société.

Des milliers de certificats, délivrés à son auteur par des malades et des médecins de tous les pays (mais qu'il nous est impossible de reproduire ici faute d'espace), ne sauraient laisser subsister aucun doute dans l'esprit de ceux qui hésiteraient à faire usage du remède.

2° Quant à sa manière d'agir, elle est toute bienfaisante et ne peut être bien comprise que par des hommes qui ont quelques connaissances en médecine et qui sont familiarisés avec l'étude de la matière médicale.

Ce que nous affirmons hautement et ce que nous voulons qui soit compris de tout le monde, c'est que les résultats de notre traitement sont sanctionnés par plus de trente années d'expérience; qu'ils ont fait la fortune de son auteur; qu'ils n'ont et ne peuvent jamais donner lieu à aucun accident; et que, de même que certaines substances ont la propriété de donner de la souplesse aux tissus et de dilater les ouvertures naturelles, celle que nous livrons au public a un effet tout contraire, tonifie les tissus, resserre les ouvertures qui donnent passage aux hernies, et amène une guérison radicale au bout d'un certain temps, tout en fortifiant les constitutions débiles.

F. THOMAS, *Docteur-Médecin.*

Au Château d'Oleron; 12 septembre 1858.

M^{ur} PIERRE SIMON,

Je m'empresse de vous écrire pour vous faire connaître ma position, qui est très-bonne Dieu merci, car je ne m'aperçois plus de ma hernie.

Je vous déclare franchement, Monsieur, que je ne comptais pas sur une guérison aussi parfaite lorsque je fus vous voir, seulement, je pensais obtenir du soulagement. Je souffrais tant que je ne pouvais pas faire quatre kilomètres à pied, et je ne pouvais du tout monter à cheval, enfin j'étais tout à fait affligé.

L'étonnement est grand de tous ceux qui m'ont connu si souffrant et qui me voient maintenant bien portant.

J'ai fait part de ma guérison à un nombre de personnes, dont une, âgée de soixante-six ans, atteinte d'une hernie à droite depuis huit ans, veut faire usage de votre spécifique.

Je vous autorise à publier cette lettre si vous le jugez à propos.

Recevez, Monsieur, mes sincères remerciements et mes salutations les plus respectueuses.

BAUDRIAU,
Meunier au château d'Oleron, département de la Charente-Inférieure.

Monsieur SIMON,

Il n'y a rien de terrible comme le remords de l'ingratitude! C'est assez vous dire combien je regrette de ne vous avoir pas déjà annoncé la guérison de la personne pour laquelle vous m'aviez adressé en 1848 trente potions de votre précieux spécifique. Le sieur H. C. était atteint d'une hernie inguinale au côté gauche. Cette cruelle infirmité l'avait conduit plusieurs fois aux portes de la mort, mais avant la fin de son traitement, il fut radicalement guéri.

Pour prouver la confiance que j'ai en votre remède, je vous prie de m'en expédier encore trente potions pour un de mes amis qui souffre depuis dix ans d'une hernie inguinale au côté droit.

La reconnaissance me fait un devoir de vous autoriser à publier cette lettre, si vous le jugez à propos.

Recevez, Monsieur Simon, la nouvelle assurance de mon respect et de ma sincère gratitude.

J. A. COUREN,
Curé de la Motte-d'Aigues, par Pertuis (Vaucluse).

Monsieur SIMON,

C'est en 1853 que je vous écrivais, la douleur dans l'âme, au sujet de mon épouse qui souffrait horriblement d'une hernie dont elle était affectée.

Je puis vous dire qu'il est peu de personnes plus laborieuses, plus courageuses et ayant si peu de soin de sa santé que ma femme. Elle a continué ses occupations actives et journalières pendant son traitement, et elle ne s'est point conformée à l'ordonnance qui était jointe au traitement, car elle n'a pas consommé entièrement son traitement. Néanmoins, j'ai le plaisir de vous annoncer que mon épouse est radicalement guérie, et que depuis la fin de son traitement sa hernie ne s'est nullement fait ressentir.

Si vous le jugez à propos, nous vous autorisons à publier cette lettre, et nous le désirons même dans l'intérêt de l'humanité.

Veuillez, Monsieur, accepter l'assurance de nos sincères remerciements et nos salutations empressées.

MEULET,
Instituteur à Sercy (Saône-Loire).

P. S. — Je vous prie de m'expédier un traitement propre à la guérison d'une personne âgée de soixante-six ans, qui est atteinte d'une hernie dont elle souffre beaucoup, autant que ma femme avant qu'elle fît usage de votre spécifique.

Ci-joint un mandat de poste pour prix de votre envoi.

MEULET.

Monsieur SIMON,

Je viens vous offrir mes remerciements pour le service que vous m'avez rendu en guérissant mon fils de la hernie qu'il avait depuis deux ans. Avant le traitement fini, la hernie était disparue et n'a pas reparu depuis, ce qui prouve qu'il est très-bien guéri. — Je vous autorise à publier ma lettre.

J'ai l'honneur d'être votre dévoué.

BRAUD,
Meunier à Comporté, près Civray (Vienne).

Monsieur PIERRE SIMON,

Ma femme, qui était atteinte d'une hernie depuis trois ans et dont elle souffrait horriblement, a fait usage avec succès du traitement que vous nous avez expédié; enfin, elle est radicalement guérie. Vous saurez, Monsieur, qu'à cet effet je me fais un devoir de propager les bienfaits de votre découverte.

Je vous prie, Monsieur, d'expédier un traitement de votre spécifique à une personne de ma connaissance qui est affectée d'une hernie depuis sept ans, et à qui j'ai fait part de la guérison de ma femme; l'adresse de cette personne est à la fin de cette lettre. N'oubliez pas de joindre au traitement l'ordonnance convenable, car vous aviez oublié de la joindre au traitement qui a guéri ma femme; mais comme il y avait dans la localité une personne qui faisait usage de votre spécifique, son ordonnance a servi pour les deux. La personne dont je parle est parfaitement guérie. — Veuillez, Monsieur, publier cette lettre.

Recevez, Monsieur, l'assurance de ma considération la plus distinguée.

J. HUMBERT, *Cultivateur à Neuilly (Yonne).*

Monsieur Pierre SIMON,

Ce n'est plus, comme autrefois, sous l'impression d'une profonde tristesse que je vous écris ces lignes, mais la joie au cœur. Permettez-moi de venir vous dire que, grâce à votre heureux spécifique, je suis radicalement guéri de la hernie dont j'étais atteint au côté droit. Oui, Monsieur, je suis radicalement guéri, et grâces, mille fois grâces vous en soient rendues.

A vingt-neuf ans, ayant déjà laissé bien loin de moi l'époque de la vie où l'on cesse de croître, et souffrant beaucoup, depuis une année surtout, de cette infirmité que je possédais depuis longtemps, je désespérais, d'après l'avis de plusieurs médecins, de pouvoir jamais me guérir.

Oh ! Monsieur, que c'était triste !..... A cet âge, où l'on est encore riche d'avenir, j'avais en perspective, sinon une mort prématurée, du moins des souffrances continuelles, lorsque par un hasard providentiel, je jetai, l'année dernière, les yeux sur un article de journal, relatif à votre précieuse découverte. Une lueur d'espérance vint alors ranimer mon courage abattu. Je vous fis la demande d'un prospectus. Les attestations nombreuses qui y figuraient semblèrent me dire que, pour moi, un succès certain existait encore. Je vous fis la demande d'un traitement de trente potions de votre spécifique, que j'ai suivi conformément à l'ordonnance qui y était jointe.

Pardonnez, Monsieur, si j'ai tardé si longtemps à vous en donner des nouvelles. Mais quoique mon traitement terminé, je me suis senti guéri, je n'ai pas voulu vous en faire part avant de savoir si cette guérison serait durable. Aujourd'hui, Monsieur, je me fais un devoir et un plaisir de vous le dire et le répéter : je suis entièrement guéri, et ma guérison est très-solide.

Que l'humanité cesse donc de gémir sous le poids de cette terrible maladie : et si vous jugez, Monsieur, que cette lettre puisse être de quelque importance afin de convaincre les incrédules, je vous autorise à la publier.

Votre dévoué serviteur.....

Pour l'auteur de cette lettre qui ne veux pas être nommé et qui mérite ma confiance, l'estimant sincèrement.

HOLB,
Curé de Servance, département de la Haute-Saône.

Monsieur Pierre SIMON,

Vous vous rappellerez sans doute la personne qui vous écrivit, il y a plusieurs années, pour vous faire la demande de votre spécifique contre les hernies, pour un homme de sa connaissance qui était atteint d'une hernie, et qui ne pouvait vous adresser sa demande directement. Je crois devoir vous informer que la guérison qui résulta de votre traitement, et qui ne s'est point démentie jusqu'à ce jour, est considérée comme radicale.

Si vous le jugez à propos, vous pouvez publier ma lettre.

Veuillez agréer, Monsieur, mes respectueuses salutations. C. LIEUTAUD,
Professeur de français, à Rio-Janeiro (Brésil).

Monsieur Pierrre SIMON,

Je viens vous demander un traitement de trente potions de votre spécifique. Je joins à la présente un mandat de poste pour prix de ce traitement. Le dernier traitement que vous m'avez envoyé a très-bien réussi ; la personne qui en a fait usage est radicalement guérie. Vous pouvez publier cette guérison comme il vous plaira.

Recevez mes salutations, Veuve GÉRÉE.
Sage-femme à Prez-en-Pail (Mayenne).

Je soussigné, Jacques Goguet, demeurant à Montils, canton de Pons, département de la Charente-Inférieure, certifie que M. Pierre Simon, m'a radicalement guéri d'une hernie dont j'étais atteint depuis mon bas-âge. J'ai maintenant cinquante-cinq ans; j'ai donc supporté cette cruelle infirmité plus de cinquante ans. Enfin, je suis très-heureux d'être débarrassé de cette pénible infirmité, ainsi que des bandages toujours fatigants et dégoûtants.

JACQUES GOGUET, *à Montils (Charente-Inférieure).*

Monsieur SIMON,

Le second traitement que vous m'avez expédié au mois d'août dernier pour notre malade, l'a complétement guéri. Comme étant son interprète auprès de vous, cette personne me prie de vous exprimer toute sa reconnaissance pour un si grand bienfait. Si vous le jugez à propos, cette personne vous autorise à publier cette attestation.

Votre très-humble serviteur,

BÉTAGON,
Cultivateur à Fleury, département de l'Yonne.

Monsienr PIERRE SIMON,

La personne pour laquelle je vous demandai un traitement, il y a quinze mois, est parfaitement guérie, grâce à l'efficacité de votre remède.

Je vous prie de m'envoyer trente potions de votre spécifique pour une femme atteinte d'une descente de matrice depuis quinze ans. Vous trouverez ci-joint un mandat sur la poste pour prix de votre envoi.

Donnez, je vous prie, à cette lettre la plus grande publicité possible.

Votre très-humble serviteur.

BÉTAGON,
Cultivateur à Fleury, département de l'Yonne.

Monsieur PIERRE SIMON.

J'ai la satisfaction de vous annoncer que, grâce à votre excellent spécifique, je suis radicalement guéri de la hernie que j'avais au côté droit depuis plus de trente ans, et que le traitement de quarante potions que vous m'avez expédié m'a suffi pour cela, malgré mon âge de soixante-sept ans.

Persuadé que dans l'intérêt de l'humanité on ne saurait donner trop de publicité à votre précieuse découverte, je vous autorise à joindre ma lettre aux nombreux et respectables certificats que vous avez déjà; de mon côté, je m'empresserai, comme je l'ai déjà fait, de faire part à mes connaissances de l'efficacité de votre remède.

Recevez, Monsieur, avec mes remerciements, l'assurance de la considération distinguée avec laquelle je suis votre dévoué serviteur.

PERRAT,
Propriétaire-rentier, rue du Plat, à Lyon, (Rhône).

Mnsieur PIERRE SIMON,

J'ai le plaisir de vous annoncer que le traitement que vous m'avez expédié pour ma femme il y a deux ans, a parfaitement réussi. Ma femme, âgée de quarante ans, se trouve complétement guérie d'une chute de matrice dont elle était affectée depuis vingt ans, et qui lui causait des tiraillements d'estomac et de fréquentes coliques. Grâce à votre remède, elle est heureuse d'être débarrassée de cette infirmité. Je vous prie donc, Monsieur, d'accepter l'expression de ma reconnaissance pour le service éminent que vous avez rendu à ma femme, et je vous autorise à publier cette lettre comme témoignage de la vérité.

Monsieur, j'ai l'honneur d'être votre dévoué serviteur,

TOURELOURE,
Propriétaire et adjoint au maire d'Andard, département de Maine-et-Loire.

Monsieur SIMON,

Il y a sept ans que je vous ai adressé deux personnes de ma commune, pour obtenir le médicament que vous possédez pour la guérison des hernies. Je viens de consulter ces personnes pour savoir si elles son guéries; elles m'ont affirmé que du moment où elles ont eu pris votre remède, leur hernie n'a pas reparu; enfin elles sont radicalement guéries.

M, A... qui suit votre traitement depuis quelques semaines, s'en trouve très-bien.

Vous pouvez, Monsieur, si cela vous convient, donner de la publicité à ma lettre, étant heureux d'avoir contribué à la guérison de quelques personnes d'une pareille maladie.

J'ai l'honneur d'être avec une parfaite considération, Monsieur, votre tout dévoué serviteur.

GAVARD,
Notaire honoraire et suppléant de la justice de paix du canton de Chalamont, département de l'Ain.

Monsieur SIMON,

Je remercie la Providence de m'être adressé à vous pour la guérison d'une hernie que j'avais et que je croyais incurable : je craignais même, par suite des douleurs que j'en éprouvais, d'être obligé d'avoir recours à une opération. Mais il en a été autrement avec votre précieux remède, car je n'étais pas à moitié de mon traitement que j'avais obtenu une amélioration très-sensible; enfin, je suis radicalement guéri, je me porte comme il est impossible de désirer mieux. Chose surprenante, c'est que tous les ans, à la même époque, par suite de l'emploi de la céruse qui est la base de mon métier, j'éprouvais des coliques qui me faisaient garder le lit; depuis que j'ai fait usage de votre remède pour la guérison de la hernie dont j'étais atteint, je n'éprouve aucune colique. Recevez donc, Monsieur, mes sincères remerciements et croyez à ma reconnaissance éternelle, persuadé que ma lettre, à laquelle je vous permets de donner la plus grande publicité, sera utile aux incrédules; car j'étais du nombre avant l'essai, je souhaite que les personnes qui souffrent de cette infirmité n'attendent aucunement pour recourir à une prompte guérison.

Le nommé H..., qui a fait usage de votre remède à la même époque que moi est parfaitemen guéri.

Je suis avec le plus profond respect, Monsieur, votre serviteur.

JOLLY-JOLLY,
Peintre, rue d'Olivet, à Château-Gontier, département de la Mayenne.

Monsieur PIERRE SIMON,

La dame pour laquelle vous nous avez envoyé un traitement de trente potions de votre spécifique est parfaitement guérie. Elle était atteinte de deux hernies différentes; d'un prolapsus ou chute complète de matrice dont elle souffrait depuis environ vingt ans, et d'une hernie inguinale, qu'elle avait depuis huit ans. Elle avait aussi une faiblesse continuelle d'estomac et des vomissements fréquents qui avaient résisté à tous les traitements qu'elle avait employés. Maintenant, cette dame est complétement guérie ; c'est donc à vous, Monsieur Simon, qu'elle doit sa guérison radicale. Dans l'intérêt de l'humanité, je vous autorise à publier cette guérison, qui a surpris beaucoup de personnes, moi la première.

Monsieur, j'ai l'honneur de vous saluer.

Veuve GERLE,
Sage-femme à Prez-en-Pail, département de la Mayenne.

Monsieur PIERRE SIMON.

L'homme pour lequel vous m'avez expédié un traitement est radicalement guéri de la hernie dont il était affecté. Je vous autorise à publier cette guérison.

Pour mon compte particulier, j'ai une telle confiance dans l'efficacité de votre remède, que je vous prie de me faire passer de suite six potions de votre spécifique pour un enfant de ma paroisse.

Veuillez agréer les sentiments respectueux avec lesquels j'ai l'honneur d'être, Monsieur, votre très-humble serviteur.

GIBERT,
Curé d'Ourouer, département du Cher.

Monsieur PIERRE SIMON.

Il y a quatre ans, je vous ai adressé un jeune homme de ma paroisse qui était affecté et tourmenté d'une hernie ombilicale qui le réduisait à un état voisin de la mort. Le traitement de trente potions que vous lui avez donné a fait disparaître complètement sa hernie. Depuis bientôt quatre ans qu'il est guéri, il n'a fait usage d'aucune espèce de bandage, et il a repris ses occupations qu'il continue facilement. Sa guérison est donc très-solide, puisque depuis bientôt quatre ans qu'il a terminé son traitement, il ne s'est nullement ressenti de cette cruelle infirmité.

Je me fais un devoir, Monsieur, de vous annoncer cette guérison, avec autorisation de la publier.

J'ai l'honneur d'être, Monsieur, votre tout dévoué serviteur.

AUNILLON,
Curé de Saint-Maurille-des-Ponts-de-Cé, département de Maine-et-Loire.

Monsieur SIMON,

Je viens vous remercier du service que vous avez rendu, l'année dernière, à un de mes paroissiens en lui donnant vos soins pour la cure de la hernie dont il était affecté. J'aurais dû le faire plus tôt, mais j'attendais le résultat définitif. Je suis heureux de pouvoir vous annoncer que la guérison est complète. Je vous autorise à publier cette nouvelle guérison, qui, je pense, est d'une solidité aussi durable que celle que je vous ai annoncée dans ma dernière, qui est insérée dans vos prospectus.

Je vous prie de m'expédier trente-cinq potions de votre spécifique, pour un autre homme qui est atteint d'une hernie; ci-inclus un mandat sur la poste pour prix de ce traitement.

Monsieur, j'ai l'honneur de vous saluer.

AUNILLON,
Curé de Saint-Maurille-des-Ponts-de-Cé, département de Maine-et-Loire.

Monsieur SIMON,

J'ai la satisfaction de pouvoir vous annoncer que, grâce à votre excellent spécifique, je suis radicalement guéri des deux hernies que je portais depuis vingt-sept ans; persuadé que dans l'intérêt de l'humanité on ne saurait donner trop de publicité à votre précieuse découverte, je vous permets de faire de ma lettre ce que bon vous semblera. Je m'empresserai de mon côté de faire part à mes connaissances de l'efficacité de votre remède.

Recevez, Monsieur, avec mes remerciements, l'assurance de la considération distinguée avec laquelle je suis votre dévoué serviteur.

GALLOIS,
Propriétaire, à Boulogne-la-Grasse, département de l'Oise.

Monsieur SIMON,

Il y a cinq ans, j'étais vicaire à Évron : alors je vous fis la demande d'un traitement pour un homme de ma connaissance qui était atteint d'une hernie; votre spécifique l'a parfaitement guéri. Ayant fait part de cette guérison à plusieurs habitants de ma paroisse, deux personnes, qui sont affectées de cette infirmité, me prient de vous demander votre prospectus, voulant en prendre connaissance avant de vous demander votre spécifique. Je vous autorise à publier cette lettre.

Monsieur, j'ai l'honneur de vous saluer.

CHESNE,
Curé de Javron, département de la Mayenne.

Monsieur PIERRE SIMON,

Il y a deux ans, je vous demandai un traitement pour me guérir d'une hernie dont j'étais atteint depuis six ans; grâce à votre spécifique, j'en ai été radicalement guéri. Depuis ce temps, j'ai propagé autant qu'il m'était possible la puissance de votre remède qui laisse encore des incrédules, surtout dans nos pays où l'on regarde comme impossible la guérison de cette affreuse maladie.

Je vous prie donc de m'expédier deux traitements pour deux personnes atteintes chacune d'une hernie, vous trouverez ci-joint un mandat sur la poste pour prix de votre envoi. Je vous autorise à donner toute la publicité possible à ma lettre.

Agréez, Monsieur, l'assurance de ma profonde reconnaissance.

BÉTAGON,
Cultivateur à Fleury, département de l'Yonne.

Monsieur PIERRE SIMON,

Je viens vous témoigner ma reconnaissance; votre excellent remède contre les hernies m'a parfaitement guéri. Je déclare franchement que je doutais fort de ma guérison; je ne croyais pas qu'à l'âge de cinquante-neuf ans on pût guérir radicalement d'une infirmité aussi grave que celle dont j'étais atteint depuis fort longtemps. J'étais affecté de deux hernies, à droite et à gauche; la première datait depuis l'âge de quatorze ans, la dernière depuis celui de trente ans, et j'en ai cinquante-neuf, enfin je suis radicalement guéri, je n'ai plus besoin d'aucun bandage.

Vous pouvez publier cette lettre si vous le voulez.

Agréez, Monsieur, l'expression de mes sincères remerciements. Votre tout dévoué serviteur,

SIMON,
Propriétaire à Culles, département de Saône-et-Loire.

Monsieur PIERRE SIMON,

Recevez mes remerciements bien sincères et ceux de mon frère, pour l'important service que vous lui avez rendu par votre traitement des hernies, dont il a fait usage pour la cure d'une hernie inguinale, volumineuse et difficile à comprimer, qu'il avait au côté gauche depuis longtemps. Bien qu'il ait continué ses occupations très-fatigantes pendant tout son traitement, il est radicalement guéri.

Une personne, à qui j'ai fait part de la guérison de mon frère, me prie de vous demander un traitement de trente potions de votre spécifique, pour une femme âgée de cinquante-neuf ans, atteinte d'une descente de matrice. Ci-joint un mandat de poste pour prix du traitement que je vous demande.

Prochainement, une autre personne de cette paroisse vous fera la demande d'un traitement. Je vous autorise à publier cette lettre.

Monsieur, j'ai l'honneur d'être votre tout dévoué serviteur.

MÉFRAY,
Vicaire de Chaudron, département de Maine-et-Loire.

Monsieur SIMON,

Je m'empresse de vous annoncer que le traitement que vous m'avez expédié pour mon fils, a pleinement réussi. Mon fils, âgé de trente-deux ans, se trouve complètement guéri de la hernie inguinale qu'il avait depuis l'âge de quinze ans, et qui lui causait des tiraillements d'estomac et de fréquentes coliques. Grâce à votre remède, il est heureux d'être débarrassé de cette infirmité.

Je vous prie donc, Monsieur, d'accepter l'expression de ma reconnaissance pour le service éminent que vous avez rendu à mon fils, et je vous autorise à publier cette lettre comme témoignage de la vérité.

Monsieur, j'ai l'honneur d'être votre tout dévoué serviteur.

BITON,
Jardinier au Château du Vair, commune d'Anetz, département de la Loire-Inférieure.

Monsieur SIMON,

Je viens encore de décider un de mes malades, atteint d'une hernie inguinale, à faire usage de votre spécifique. Je me suis si bien trouvé de son emploi dans les sept cas où j'en ai fait usage, que je ne doute nullement d'un nouveau succès dans celui dont il s'agit. Je vous prie en conséquence de m'adresser un traitement suivant le mandat ci-joint.

Sur les sept malades sur lesquels j'ai employé votre spécifique, cinq sont radicalement guéris, et les deux autres ont obtenu un soulagement marqué.

Je vous autorise, Monsieur, à publier cette lettre, parce qu'elle renferme l'expression de la vérité.

J'ai l'honneur d'être, Monsieur, votre tout dévoué,

BUISSON,
Chirurgien en chef de l'hôpital de Bergerac, département de la Dordogne.

Monsieur PIERRE SIMON,

Je manquerais à la reconnaissance que je vous dois, si je tardais plus longtemps à vous annoncer la complète guérison de la hernie qui me gênait et m'inquiétait beaucoup depuis sept ans, à un âge de soixante-seize ans, que j'avais parcouru sans infirmité d'aucune espèce. J'ai suivi ponctuellement votre traitement jusqu'à la dernière dose, quoique ma hernie fût disparue dès la moitié du traitement.

Votre spécifique a totalement remis mon estomac délabré par les tiraillements causés par la sortie fréquente de la hernie, ce qui dérangeait mes digestions; maintenant tout est parfaitement rétabli.

J'ai indiqué votre remède inconcevable à plusieurs de mes amis et connaissances affectés de cette infirmité, et je les ai conseillés de s'adresser à vous. Je vous autorise, Monsieur, à publier cette lettre.

Acceptez, Monsieur, l'assurance de mes sentiments les plus affectueux.

BENCE,
Ancien inspecteur de l'Enregistrement et des Domaines, en retraite à Fécamp (Seine-Inférieure).

Monsieur PIERRE SIMON.

J'ai beaucoup tardé à vous annoncer ma guérison; je voulais être certain de sa solidité avant de vous l'annoncer. Maintenant que je sais que ma guérison est parfaite, je me fais un devoir de vous adresser la présente, avec autorisation de la publier.

Je suis âgé de soixante ans. Pendant dix-neuf ans j'ai supporté avec beaucoup de peine une hernie inguinale qui était devenue très-volumineuse : elle descendait fréquemment dans le scrotum de la grosseur de mes deux poings; aucun bandage ne pouvait la comprimer.

Grâce à votre remède, je suis heureux, Monsieur, après dix-neuf ans de souffrance, d'être débarrassé de cette infirmité qui m'avait conduit au dégoût de la vie. Je vous en conserve une éternelle reconnaissance.

Monsieur, j'ai l'honneur d'être votre serviteur.

CHESNAY,
Propriétaire, rue Cotte, 2 bis, faubourg Saint-Antoine, à Paris.

Monsieur SIMON,

J'ai l'honneur de vous annoncer que le traitement que vous avez envoyé à M......., de cette ville, a parfaitement réussi. Il y avait plusieurs années qu'il souffrait d'une hernie inguinale, malgré l'emploi d'un bandage. Il est parfaitement guéri. Je me fais un plaisir de vous annoncer cette cure et vous permets de la publier.

Agréez, Monsieur, mes civilités.

FRAISSE,
Médecin des hospices, à Béziers, département de l'Hérault.

Monsieur PIERRE SIMON,

Le jeune homme de vingt-six ans pour lequel vous m'avez adressé trente potions de votre spécifique, est parfaitement guéri. Il était atteint de deux hernies très-fortes, l'une à droite, l'autre à gauche, depuis l'âge de quatorze ans. Ce qui m'a frappé le plus dans la guérison, c'est que le côté le plus malade (car l'une de ces hernies était énorme) a été le premier guéri. Depuis sa guérison il ne porte plus de bandage et rien n'a reparu.

Faites de cette attestation l'usage que vous voudrez, je vous y autorise avec plaisir.

J'ai l'honneur d'être, Monsieur, votre très-humble serviteur.

BABOUARD,
Curé de Faye-sur-Ardin, département des Deux-Sèvres.

Monsieur PIERRE SIMON,

Le traitement que vous m'avez expédié a parfaitement réussi. La personne qui en a fait usage est mon fils, âgé de vingt-deux ans; il y avait cinq ans qu'il souffrait d'une hernie inguinale au côté gauche. Il est enfin complètement guéri, il n'a aucunement besoin de bandage. Je me fais un devoir de vous annoncer cette cure, avec autorisation de la publier.

Recevez, Monsieur, l'assurance de ma reconnaissance et de mon profond respect.

GENOT,
Propriétaire à Ancy-sur-Moselle, département de la Moselle.

Monsieur SIMON,

C'est avec les sentiments de la plus vive reconnaissance que je viens vous remercier de l'envoi que vous m'avez fait de votre spécifique, qui a guéri complétement la personne qui en a fait usage, car depuis sa guérison elle n'a besoin d'aucune espèce de bandage. Cette personne, que je ne puis nommer ici, est une femme qui, ainsi que je vous l'ai exposé lors de ma demande, était atteinte d'une hernie double qu'elle supportait depuis plus de dix ans.

Je vous prie, Monsieur, de me faire l'envoi de trente potions du même spécifique, pour une femme qui est affectée d'une hernie ombilicale. Pour paiement, je vous remets ci-inclus un mandat sur la poste. Je vous autorise à publier ma lettre.

Daignez, Monsieur, agréer mes salutations.

TRONCY,
Appréteur d'étoffes à Villefranche, département du Rhône.

Monsieur Pierre SIMON,

Grâces vous soient rendues pour la bonté de votre spécifique ! La double hernie que j'avais depuis quatorze ans, et qui résistait souvent à la pression du bandage, a totalement disparu par suite de votre traitement. Aujourd'hui que je suis sûr de ma guérison, je me fais un devoir de vous donner ce témoignage de ma vive reconnaissance, et si quelque chose pouvait ajouter au plaisir que j'éprouve, ce serait de voir tant de malheureux qui souffrent de la même infirmité, recourir à vous pour s'en délivrer, car je ne doute pas du résultat.

En conséquence, Monsieur, je vous permets de publier ma lettre, heureux de contribuer en quelque sorte à augmenter la confiance qui vous est due incontestablement.

J'ai l'honneur d'être, Monsieur, votre très-humble et très-reconnaissant serviteur.

ALET,
Professeur au collége Joinville, à Brest (Finistère).

Monsieur Pierre SIMON,

J'ai l'honneur de vous accuser réception de votre lettre du huit courant et du paquet qu'elle m'annonçait. J'ai remis vos médicaments à notre client, et je désire ardemment pour lui un succès aussi complet que celui qu'en a obtenu M. R........, d'Angers, au nom duquel je vous remercie. Sa guérison se maintient solide, et pourtant il marche beaucoup malgré ses cinquante ans. Depuis plus de quinze ans il portait sa hernie qui le gênait d'autant plus, qu'allant souvent à cheval, le bandage ne maintenait que difficilement l'intestin qui s'échappait toujours malgré la pression de la pelote.

J'ai donc le plaisir, Monsieur, de vous confirmer cette cure qui est très-belle, et qui, je l'avoue franchement, m'a beaucoup étonné; mais j'ai vu et je crois.

Vous pouvez communiquer ma lettre aux incrédules; vous pouvez enfin la publier, je vous y autorise, Monsieur, maintenant que je suis convaincu des merveilleux effets de votre spécifique.

Veuillez recevoir, Monsieur, l'assurance de ma haute considération, et croyez à ma parfaite estime.

GROSOURDY,
Docteur en médecine à Tigné, département de Maine-et-Loire.

Monsieur Pierre SIMON,

Je m'empresse de vous faire part que M. *Lambinet*, domicilié en cette commune, pour qui je vous ai écrit au sujet de deux hernies dont il était affecté, est radicalement guéri et ne sait qu'elle reconnaissance d'amitié me témoigner de lui avoir indiqué votre heureuse découverte qui, suivant moi, est un effet providentiel. M. *Lambinet* me prie de vous offrir ses remerciements bien sincères et de vous autoriser à publier sa guérison. C'est un acte de reconnaissance dicté par l'humanité.

Agréez, Monsieur, l'assurance du plus profond respect avec lequel j'ai l'honneur d'être votre très-humble serviteur.

MAHUT,
Saint-Cyr, département de Seine-et-Marne.

Monsieur Pierre SIMON,

Connaissant depuis longtemps l'efficacité de votre remède pour la guérison des hernies, je l'ai indiqué à M. A........, demeurant à l'Isle-Jourdain, qui a été guéri de sa hernie et s'en est aussi fort bien trouvé pour l'estomac. Je vous autorise à publier la présente.

DE LAPORTE DUTHEIL,
Chanoine-Honoraire du Mans, Curé de Luchapt, département de la Vienne.

Monsieur SIMON,

C'est avec une bien vive satisfaction que je vous écris aujourd'hui pour vous remercier de l'envoi que vous m'avez fait de votre spécifique pour la cure des hernies; il a comblé les vœux de la personne qui en a fait usage, car elle est complétement guérie. Depuis un an qu'elle a terminé son traitement et qu'elle a supprimé l'usage de toute espèce de bandage, elle ne s'est ressentie d'aucun signe de la hernie dont elle était affectée. Elle me prie de vous témoigner toute sa reconnaissance pour le signalé service que vous lui avez rendu.

Je vous autorise à publier ma lettre que je verrai circuler avec le plus grand plaisir.

Veuillez agréer, Monsieur, les sentiments de la considération distinguée de votre dévoué serviteur,

E. LECLERC,
Employé à la Verrerie de Grande-Vallée, près Blangy (Seine-Inférieure).

Monsieur Pierre SIMON,

Pour obtenir la cure d'un hystérocèle, je vous prie de m'expédier votre spécifique qui a si bien réussi sur un jeune homme âgé de trente ans, qui portait depuis plusieurs années deux hernies inguinales, une de chaque côté, et qui, grâce à votre remède, se trouve dans une position très-satisfaisante ; enfin, il est radicalement guéri.

Sous ce pli, vous trouverez un mandat sur la poste, suivant votre tarif.

Je vous autorise à publier ma lettre.

Recevez, Monsieur, l'assurance de mon profond respect.

MUNIER,
Officier de santé à Spincourt, département de la Meuse.

Monsieur SIMON,

Il y a trois ans je vous demandai votre remède pour une personne âgée de quatre-vingts ans, qui était atteinte, depuis plus de vingt ans, d'une hernie dont elle souffrait horriblement ; elle est radicalement guérie, et depuis ce temps-là elle a toujours joui d'une santé parfaite. Depuis cette époque je vous ai demandé de nouveau votre remède pour une personne âgée de trente-six ans, affectée d'une hernie depuis deux ans ; elle est également bien guérie.

Je vous prie de m'expédier un traitement pour une jeune personne atteinte d'une hernie ; je vous fais passer sous ce pli, un mandat sur la poste pour prix de votre envoi.

Je vous autorise à faire imprimer ma lettre, si vous le jugez à propos.

Recevez, Monsieur, l'assurance de mon estime.

PELLETAU,
Directrice des postes à Archiac, département de la Charente-Inférieure.

Monsieur SIMON,

J'ai la satisfaction de pouvoir vous annoncer que, grâce à votre excellent spécifique, je suis radicalement guéri de la hernie que j'avais au côté gauche. Persuadé que dans l'intérêt de l'humanité on ne saurait donner trop de publicité à votre précieuse découverte, je vous permets de faire de ma lettre ce que bon vous semblera ; je m'empresserai de mon côté de faire part à mes connaissances de l'efficacité de votre remède.

Recevez, Monsieur, avec mes remerciements, l'assurance de la considération distinguée avec laquelle je suis votre dévoué serviteur.

DE BERNOULLI,
Au château d'Ampoigné, près Château-Gontier, département de la Mayenne.

Monsieur Pierre SIMON,

Je viens vous offrir mes remerciements bien sincères des bons résultats qu'a produits votre spécifique sur les deux personnes pour lesquelles vous m'avez expédié deux traitements ; un pour une femme âgée de quarante-deux ans, qui était affectée d'une hernie depuis vingt-cinq ans ; l'autre, pour un enfant âgé de dix ans, qui était atteint d'une hernie depuis quatre ans. Ces deux personnes sont radicalement guéries, et depuis deux ans et demi qu'elles ont fait usage de votre remède, elles n'ont pas eu le moindre signe de cette terrible infirmité ; enfin la guérison est parfaite. Si j'en ai tenu le silence jusqu'à ce jour, c'est que je voulais être convaincu de la solidité de la guérison.

Je vous autorise, Monsieur, à publier cette lettre.

Recevez, Monsieur, l'assurance de ma parfaite considération.

Pierre LABROSSE,
Propriétaire à Jauldes, département de la Charente.

Monsieur Pierre SIMON,

Il y a six mois, lorsque je vous demandai trente-cinq potions de votre médicament, je cédais aux désirs d'un homme qui, malgré moi et un des premiers médecins de Paris, voulut l'expérimenter. J'étais loin alors de penser à une réussite ; mais bientôt l'évidence me força de changer d'opinion. Je le reconnais tellement que je veux en faire l'essai sur moi, affecté depuis trente-quatre ans d'une hernie inguinale épiploïque ; je viens vous prier de m'envoyer quarante potions de votre spécifique.

Votre découverte est belle et très-utile ; nos pays sont féconds en hernies, et ils vous devront beaucoup. J'espère que ce ne sera pas la dernière fois que j'aurai à vous remercier.

Ci-inclus, un mandat sur la poste, suivant votre tarif.

Monsieur, je suis avec respect, votre très-humble serviteur.

ODILLE,
Docteur en médecine, maire de Malans, département de la Haute-Saône.

Monsieur Pierre SIMON,

Je vous remercie au nom de deux de mes paroissiens qui, ayant fait usage de votre spécifique, sont guéris. L'un est âgé de quarante ans, et l'autre de deux ans seulement.

Un troisième se trouve aussi atteint d'une hernie, et ses parents, rassurés par la guérison des deux autres, me demandent les mêmes moyens de guérison ; c'est pourquoi je vous prie, de m'expédier un traitement propre à sa guérison, pour solde duquel vous avez, sous ce pli, un mandat sur la poste.

Ce traitement est pour un enfant âgé de deux ans et demi.

Je vous autorise à publier cette lettre, si vous le jugez à propos.

J'ai l'honneur d'être, Monsieur, votre très-humble serviteur.

LAGNEL,
Curé de Saint-Jean-de-la-Neuville, département de la Seine-Inférieure.

Monsieur Pierre SIMON,

C'est avec bien du plaisir que je viens vous faire part des bons résultats que j'ai obtenus du traitement que vous m'avez expédié pour la guérison d'une hernie dont j'étais affecté depuis six ans, et dont j'ai cruellement souffert pendant ce laps de temps, sans trouver aucune amélioration auprès des personnes de l'art. Je suis parfaitement guéri ; j'ai obtenu ma guérison dans l'espace de trois mois. Depuis mon traitement je n'ai fait usage d'aucune espèce de bandage, et je ne me suis pas ressenti le moins du monde de cette cruelle maladie, dont je suis radicalement guéri depuis deux ans. Veuillez, Monsieur, en recevoir mes remerciements bien sincères.

Si j'ai tardé à vous informer des résultats de mon traitement, c'est que je voulais m'assurer de la solidité de ma guérison avant de vous adresser le témoignage de ma gratitude. Je vous autorise, Monsieur, à publier cette lettre que je verrai circuler avec beaucoup de plaisir, dans l'intérêt de mes semblables, car c'est un acte de reconnaissance et d'humanité de propager les bons effets de votre importante découverte.

J'ai l'honneur d'être, Monsieur, votre très-humble serviteur.

Joseph RAULT,
Maître de poste à Locminé, département du Morbihan.

Monsieur Pierré SIMON,

J'ai les plus heureuses nouvelles à vous donner de la personne qui a fait usage du traitement que vous m'avez expédié il y a quelques mois ; ses trois hernies sont disparues, et la perte d'urine qu'elle éprouvait continuellement est totalement arrêtée.

Comme je vous l'ai dit dans ma première lettre, cette personne est une femme de ma paroisse, âgée d'environ quarante-six ans. Elle était affectée d'une incontinence d'urine et de trois hernies distinctes : d'une hernie ombilicale, d'une hernie inguinale au côté gauche, et d'un prolapsus ou chute de la matrice. La hernie ombilicale et la hernie inguinale dataient de dix à douze ans, et la descente de matrice datait de sa dernière couche, il y a vingt-deux ans. Cette personne était donc soumise aux plus grandes misères de la vie. Il est inutile de vous dire, Monsieur, qu'elle avait essayé de toute espèce de remèdes, et aucun ne lui avait réussi.

Cette guérison fait beaucoup de bruit dans le pays, parce que la personne qui en profite est connue, et l'on savait ses infirmités. Nous ne pourrions donc, Monsieur, remercier assez la divine Providence de vous avoir mis au milieu de nous, et de vous avoir inspiré une aussi utile découverte pour le soulagement de l'humanité, dans l'intérêt de laquelle je vous autorise à publier cette lettre, et vous pouvez lui donner toute la publicité que vous jugerez convenable, car l'on ne saurait trop répandre la connaissance de votre importante découverte. De mon côté, je ferai tout ce qui dépendra de moi pour la propager.

J'ai l'honneur d'être, avec la plus respectueuse considération, Monsieur, votre très-humble serviteur.

DUCOUDRAY,
Curé d'Ampoigné, département de la Mayenne.

Je soussigné, M.-J.-B. MARTINOT, âgé de soixante-treize ans, ancien notaire et notaire honoraire à Aubagne, département des Bouches-du-Rhône, certifie avoir fait usage, avec beaucoup de succès du spécifique de M. Pierre Simon, pour la cure des hernies. Depuis quatre ans, j'étais affecté d'une hernie inguinale au côté droit, très-difficile à comprimer, et qui me faisait beaucoup souffrir. Enfin, cette pénible infirmité et toutes les douleurs que j'en éprouvais sont entièrement disparues.

Signé : MARTINOT.

Monsieur Pierre SIMON,

J'ai à vous remercier des heureux résultats de votre excellent spécifique. Je n'étais pas arrivé à moitié du traitement que ma hernie était disparue, et je ne l'ai plus revue; avant de faire usage de votre remède, la hernie dont j'étais atteint ressortait sept à huit fois par jour malgré la pression du bandage le mieux confectionné. Je suis âgé de cinquante ans, et depuis dix ans j'étais affecté de cette pénible maladie. Je suis donc heureux, Monsieur, d'en être entièrement délivré; veuillez en recevoir mon éternelle reconnaissance.

J'ai fait part de ma guérison à un de mes amis qui a besoin de votre méthode; il m'a prié de vous demander un traitement de trente potions, que je vous prie de m'expédier directement, la personne ne voulant pas être connue. Ci-joint un mandat sur la poste pour prix de votre envoi. Je pense vous faire bientôt la demande d'un autre traitement pour une personne que j'espère voir sous peu à Paris.

Je vous autorise à joindre cette lettre aux respectables attestations insérées dans votre Prospectus.

J'ai l'honneur d'être, Monsieur, votre très-humble serviteur.

Antoine HUD,
Régisseur au Pavillon de Vaux, département de Seine-et-Oise.

Monsieur Pierre SIMON,

Monsieur L...., âgé de trente ans, domicilié à cinq lieues de ma résidence, me prie de vous transmettre les détails suivants relativement à sa guérison. C'est donc de sa part que j'ai l'honneur de vous écrire. Quant à moi, en qualité de médecin, je ne pourrais, d'après un seul fait, juger de votre méthode; je ne puis qu'attester que M. L.... l'a employée, et qu'il est guéri de sa hernie. Cependant mon témoignage vous paraîtra peut-être de quelque poids, si je vous avoue que, disposé à n'accueillir qu'avec méfiance la multitude des annonces dont les auteurs, pour la plupart, promettent plus qu'ils ne tiennent, je n'étais nullement séduit par la vôtre; j'avais peine à croire qu'une guérison réelle fût la suite et l'effet incontestable du traitement que vous prescrivez.

Quoi qu'il en soit, M. L... vint, il y a huit mois, me faire part du désir qu'il avait de se soumettre à votre traitement pour obtenir la guérison d'une hernie inguinale dont il était affecté depuis l'âge de dix ans; il s'appuyait non-seulement sur les observations que vous avez publiées, mais encore sur des renseignements particuliers recueillis dans votre pays par des personnes dont la sincérité et les lumières lui étaient connues, ainsi qu'à moi-même. Comme je n'étais pas en mesure de lui donner un avis conforme à ses désirs, et encore moins d'engager ma responsabilité relativement aux résultats, il me déclara que les chances heureuses ou non le regardaient, et qu'il voulait les courir. Ainsi, laissant à ce monsieur toutes charges et tout profit, je me suis réservé le rôle d'observateur.

Monsieur L.... a suivi son traitement avec persévérance, et trois mois après l'avoir terminé, il est venu, joyeux, m'annoncer qu'il avait la certitude d'être guéri. Enfin, voulant assurer sa confiance contre toute crainte de récidive, il s'est livré à des sauts par-dessus des bancs, à des courses sur un cheval fougueux, à divers exercices qui auparavant avaient pour conséquence de faire sortir sa hernie lors même qu'elle avait à vaincre l'action du bandage. Tous ces essais (qu'il aura la prudence de ne pas renouveler inutilement) n'ont pas dérangé le moins du monde les viscères habitués à sortir, quoiqu'il se fût dispensé d'appliquer le bandage ; il est dans l'enchantement.

Si vous croyez devoir publier ma lettre tout entière, vous pouvez, Monsieur, en disposer.

Veuillez bien, Monsieur, agréer mes très-humbles salutations ; votre dévoué serviteur,

BEAUNIER,
Docteur-médecin à Châteaudun (Eure-et-Loir.)

Monsieur PIERRE SIMON,

Une dame de cette ville pour laquelle je vous ai demandé un traitement de trente potions de votre spécifique, est très-satisfaite de vos soins ; elle est parfaitement guérie. Cette dame, nommée Th..., âgée de près de cinquante ans, était affectée d'une chute de matrice depuis dix ans. Malgré l'usage continuel d'un pessaire, elle éprouvait toujours des douleurs plus ou moins vives ; elle était enfin toujours malade. Elle est maintenant si bien guérie que, depuis près de six mois qu'elle a terminé son traitement, elle ne fait point usage de pessaire, et elle jouit d'une santé parfaite : elle travaille avec autant de facilité qu'à l'âge de vingt ans. Je me félicite donc, Monsieur, d'avoir été intermédiaire dans cette circonstance.

Vous trouverez sous ce pli un mandat sur la poste pour soixante-dix-sept potions de votre spécifique que je vous prie de m'expédier pour trois personnes qui veulent en faire usage ; vingt-cinq potions pour un jeune homme de vingt ans qui vient d'être réformé à la conscription pour une hernie du côté droit ; quarante potions pour un homme de soixante-deux ans, affecté d'une hernie double très-volumineuse, et douze potions pour un enfant de moins de dix ans. Vous pouvez faire de ma lettre ce que bon vous semblera.

Agréez, Monsieur, les salutations empressées de votre serviteur.

MARCELIN COURTOIS, à Mantes-sur-Seine,
Pharmacien de Paris, ex-pharmacien interne des hôpitaux
et de la pharmacie Centrale de Paris, etc....

Monsieur PIERRE SIMON,

J'ai l'avantage de vous faire part du résultat de votre spécifique. Des trente potions que j'ai reçues le sept août dernier, à peine étais-je arrivé aux deux tiers du traitement que j'étais sûr de ma guérison ; pour avoir une guérison parfaite, j'ai continué mon traitement conformément à l'ordonnance, et je suis très-bien guéri. Je suis âgé de quarante-six ans, et depuis six ans j'avais une hernie au côté droit.

Vous pouvez joindre cette lettre aux respectables certificats qui figurent dans vos imprimés ; je vous le permets avec plaisir.

Je compte aller à Paris dans le mois prochain ; j'aurai l'honneur de voir M. le directeur du journal *le Siècle*, et dans l'intérêt de l'humanité, je le prierai de faire insérer, dans un de ses numéros, un article que je vais rédiger, dans lequel je ferai connaître le mérite de votre découverte.

Recevez, Monsieur, mes salutations les plus sincères.

Signé : CHORON,
Marchand de fer à Crépy, département de l'Oise.

MONSIEUR,

En lisant dans un journal de mon département l'annonce de votre spécifique pour la guérison radicale des hernies, je vous déclare franchement que je croyais lire le texte d'un charlatan, ayant toujours considéré les hernies comme incurables, d'après l'avis des médecins que j'avais consultés. Néanmoins, affecté d'une hernie inguinale depuis cinquante-cinq ans, dont je fus atteint à l'âge de vingt ans, maintenant j'en ai soixante-quinze, et, fatigué de souffrir depuis si longtemps, je me déterminai à vous faire la demande de votre instruction, dans laquelle je vis un grand nombre d'attestations très-respectables dont la lecture m'inspira de la confiance en dissipant mes doutes ; je vous fis la demande d'un traitement propre à ma guérison.

Aujourd'hui, Monsieur, je suis heureux de vous annoncer que votre spécifique a produit sur moi des effets admirables, et, grâce à vos talents si longtemps ignorés, la hernie dont j'ai été victime pendant cinquante-cinq ans est entièrement disparue ; je suis enfin délivré de toute pression de bandage, appareil aussi dégoûtant que pénible à supporter.

J'ai fait part de ma guérison à plusieurs docteurs distingués qui avaient eu connaisance de ma maladie ; ils se sont convaincus eux-mêmes de l'efficacité de votre spécifique sur ma personne même, et ils m'ont dit qu'ils s'empresseraient de le recommander aux personnes qu'ils sauraient en avoir besoin, tant il est vrai que la puissance des faits est plus authentique que les paroles.

Dans l'intérêt de l'humanité et pour vous témoigner ma reconnaissance, Monsieur, je vous autorise a faire imprimer cette lettre et lui donner toute la publicité que vous jugerez convenable.

Signé : LECLERC,
Ancien juge de paix, à Tourtoirac, département de la Dordogne.

Monsieur PIERRE SIMON,

Le traitement de vingt potions de votre spécifique, que vous m'avez expédié en janvier dernier, a dépassé nos espérances ; la personne pour qui je vous en fis la demande est âgée de vingt ans ; il y avait sept mois qu'elle souffrait d'une hernie au côté droit lorsqu'elle commença le traitement. Elle est aujourd'hui parfaitement guérie.

Nous sommes si contents d'avoir cru à l'efficacité de votre remède, et d'en avoir fait usage, que si vous voulez faire imprimer la présente, nous la verrons circuler avec d'autant plus de plaisir qu'il est toujours dans le devoir des personnes de bien de se rendre utile à la société, particulièrement à l'humanité souffrante, et d'être reconnaissantes envers ses bienfaiteurs.

A l'occasion, Monsieur, je me rappellerai toujours du bienfaiteur de l'humanité auquel j'ai l'honneur d'assurer ma sincère reconnaissance, et d'être, avec le plus profond respect, son très-humble serviteur.

J. SALIÉRES,
rue Judaïque-Saint-Seurin, n° 68, à Bordeaux.

MONSIEUR,

La personne pour laquelle j'ai eu l'honneur de vous demander trois envois de votre spécifique, m'autorise de la nommer. C'est M. *de Belrieu, des Réaux*, près Vélines. Ce respectable vieillard, âgé de quatre-vingt-deux ans, était atteint d'une hernie au côté gauche, depuis près de trente ans ; il a obtenu de son traitement les plus heureux résultats. Les deux premiers envois ont fait disparaître entièrement la hernie, dont il est parfaitement guéri. Mais comme votre remède lui a fait d'ailleurs beaucoup de bien et qu'il en a obtenu de très-bons effets pour l'estomac, il désire en continuer l'usage pour améliorer de plus en plus sa santé ; c'est pour cela que je vous ai prié de m'en faire un troisième envoi. Il considère votre spécifique comme agissant sur l'économie générale de la manière la plus satisfaisante, ce dont je suis convaincu moi-même.

Agréez, Monsieur, l'assurance de ma parfaite considération.

F. NOE,
Juge de paix du canton de Velines, département de la Dordogne.

MONSIEUR,

Le traitement de trente potions de votre spécifique pour la cure des hernies que vous m'avez expédié, a produit de très-heureux résultats. Ce traitement était pour une dame de ma connaissance, que ma discrétion ne me permet pas de nommer. Cette dame, qui est âgée de quarante-cinq ans, était atteinte d'une hernie survenue à la suite d'une couche et d'une maladie grave qui l'obligeait de recourir souvent aux sangsues et aux vésicatoires. Depuis qu'elle a fait usage de votre remède contre les hernies, elle n'a eu besoin ni de sangsues ni de vésicatoires, et la hernie est disparue.

Votre remède a vraiment beaucoup de vertus, et peut-être n'en connaissez-vous pas encore toutes les propriétés ; c'est pourquoi je vous fais part des résultats suivants : Une autre dame de ma connaissance qui n'était pas atteinte de hernie, languissait depuis un grand nombre d'années sous le poids d'une maladie qui fut le résultat de grands chagrins occasionnés par la perte de son mari, qui lui fut enlevé par une apoplexie terrible, à l'âge de vingt-neuf ans. Cette dame, qui est maintenant âgée de soixante-un ans, a vécu languissante pendant plus de trente ans, malgré tous les secours de l'art, un fond de chagrin étant toujours en opposition à sa guérison. Dans les derniers temps, elle était dans un état de faiblesse extraordinaire et toujours tremblante. Son estomac ne pouvait plus digérer ce qu'elle prenait ; sa peau, naturellement blanche, était devenue couleur de terre ; toutes les personnes qui la voyaient, ne lui donnaient pas trois mois d'existence.

L'année dernière, cette dame lut un de vos Prospectus, et, d'après la lecture de quelques-uns des certificats qui y sont contenus, elle considéra votre remède comme un excellent tonique; elle résolut de suite d'en faire usage, et, pour se le procurer, elle s'adressa à quelqu'un de sa connaissance qu'elle savait l'avoir pris pour la guérison d'une hernie dont il était atteint, et qui s'en est bien trouvé pour l'estomac. Elle commença son traitement par une dose de la poudre, qu'elle prit dans la soupe; peu de temps après, elle en éprouva des résultats qui consolidèrent sa résolution. Comme elle n'avait point de hernie, elle ne s'est point conformée à l'ordre du traitement; elle n'a point pris le remède dans le vin comme il est dit dans l'ordonnance; elle a pris la poudre dans du bouillon, et la plante en décoction.

Maintenant l'appétit est bon, la digestion se fait bien, le tremblement général n'existe plus, la peau a repris sa couleur naturelle, et la force revient sensiblement.

Cette dame fait encore usage de votre remède, et son intention est de continuer jusqu'à parfaite guérison.

Tels sont, Monsieur, les résultats de votre remède chez les deux personnes dont je viens de vous entretenir. Si vous jugez à propos de faire imprimer ma lettre, je la verrai circuler avec beaucoup de plaisir, afin que le public en prenne connaissance.

Recevez, Monsieur, l'assurance de mon estime.

Signé : *Veuve* LEBIENVENU
Au couvent des Dames Augustines, à Valognes, département de la Manche.

Je soussigné, maire de la commune de Sainte-Pexine, canton de Mareuil, département de la Vendée, certifie que M. Pierre SIMON m'a radicalement guéri d'une hernie, il y a trois ans, manifestée au côté droit depuis six ans. Depuis ma guérison les bandages me sont inutiles.

Cette hernie, très-volumineuse et incompressible, m'avait, en dernier lieu, réduit au dégoût de la vie, en la voyant avancer progressivement sans pouvoir me soulager. Depuis trois ans que j'en suis guéri, je ne m'en suis nullement ressenti, ce qui me porte à croire fermement à la solidité de ma guérison, que je me suis procurée dans l'espace de deux mois et demi, sans aucun dérangement ni régime, suivant la méthode curative de Monsieur Pierre SIMON.

D'après cette conviction, je me fais un devoir de justifier l'incontestable efficacité du remède de M. Pierre SIMON, qui m'a guéri de cette cruelle et répugnante maladie.

Le Maire de Sainte-Péxine : Louis GLUARD,

MONSIEUR,

J'ai l'honneur de venir vous rendre compte du résultat du traitement que vous m'avez expédié. Je suis âgé de soixante-deux ans, j'étais atteint d'une hernie, et depuis environ huit ans, je souffrais des maux d'estomac qui s'opposaient souvent à ma digestion; je ne pouvais point manger de viande, ainsi que bien d'autres mets durs à digérer. Depuis que j'ai fait usage de votre remède contre les hernies, je me porte très-bien, ma hernie est radicalement guérie, je n'ai plus besoin de bandage, mon mal d'estomac n'existe plus, je mange ce qui se présente, et rien ne me dérange.

D'après cet heureux résultat, Monsieur, je me fais un devoir de vous en informer, et si vous jugez à propos de faire imprimer ma lettre, vous en êtes libre: je la verrai circuler avec beaucoup de plaisir, désirant, pour le bien de la société, que votre remède obtienne la confiance de toutes les personnes qui en ont besoin. C'est ce que je souhaite cordialement, pour votre intérêt personnel et pour le bonheur de l'humanité souffrante.

Signé: Pierre BESNARD, *propriétaire à Valognes, département de la Manche.*

MONSIEUR,

Le traitement de trente potions que vous m'expédiâtes, il y a un an, a parfaitement réussi. Ce traitement était destiné pour une dame âgée de quarante-neuf ans, qui était atteinte de deux hernies distinctes : d'une hernie intestinale, manifestée à la région inguinale, et d'un prolapsus ou chute de la matrice. Elle est radicalement guérie, j'en suis convaincu, ayant procédé à son traitement, et l'ayant visitée plusieurs fois pour m'assurer de sa guérison.

Maintenant, Monsieur, que je connais l'efficacité de votre remède, je me ferai un devoir de le recommander aux personnes que je saurai en avoir besoin.

Comme bien d'autres, j'ai été pendant longtemps sans croire à l'efficacité de votre spécifique, et je vous déclare franchement que ce n'est que d'après l'avis de M. *Fradin*, curé de cette ville, que je me suis décidée à en conseiller l'usage.

En conséquence, Monsieur, je vous prie de m'expédier un traitement de trente potions, pour une autre personne qui veut en faire usage. Ci-joint une reconnaissance de soixante francs, sur la poste, pour solder votre envoi.

Monsieur, j'ai l'honneur de vous saluer avec un très-profond respect.

Signé : veuve TESSON, née LANDAIS,
Sage-femme à Marennes, département de la Charente-Inférieure.

MONSIEUR,

J'ai reçu avec plaisir votre lettre du 12 avril courant, par laquelle vous me priez de vous permettre de faire imprimer ma dernière lettre. Oui, Monsieur, je vous le permets, je conçois trop l'utilité de votre remède pour vous le refuser.

Si j'ai un peu tardé à répondre à votre lettre, c'est que je voulais connaître le résultat du dernier traitement que vous m'avez envoyé, qui était destiné pour une demoiselle âgée de vingt-quatre ans, atteinte d'une hernie inguinale et d'une défaillance d'estomac des plus sévères. Malgré que son traitement ne soit pas fini, ses faiblesses d'estomac sont disparues, l'appétit dont elle était privée est revenu, et l'insomnie a cessé; j'ai tout lieu de croire que, lorsque le traitement sera terminé, la guérison sera parfaite.

Monsieur, j'ai l'honneur de vous saluer avec un très-profond respect.

Signé : Veuve TESSON née LANDAIS,
Sage-femme à Marennes, département de la Charente-Inférieure.

MONSIEUR,

C'est avec beaucoup de plaisir que je viens vous informer que le traitement de quarante potions que vous me fîtes passer m'a parfaitement guéri

Je suis âgé de soixante-quatre ans, et j'étais atteint de cette pénible et dégoûtante infirmité dès l'âge de deux ou trois ans; j'ai donc supporté cette hernie pendant plus de soixante ans. Mais aujourd'hui, Monsieur, je suis radicalement guéri, je n'ai plus besoin d'aucune espèce de bandage, chose aussi incompréhensible que satisfaisante.

Je vous déclare franchement, Mousieur, que je ne comptais pas sur une guérison aussi parfaite lorque je vous fis la demande de votre remède ; seulement je pensais améliorer mon sort en diminuant mes souffrances.

Recevez-en, Monsieur, toute l'expression de ma reconnaissance, et vous prie de me croire avec un très-profond respect, votre dévoué serviteur.

Signé : JOSEPH LECOQUIÈRE-CARIER,
Rue du Bourgneuf, à Valognes, département de la Manche.

MONSIEUR,

Il y a deux ans, vous m'expédiâtes vingt-cinq potions de votre spécifique contre les hernies, et, sur la demande que je vous fis alors, vous m'accordâtes de payer mon traitement moitié comptant et moitié deux ans après parfaite guérison.

Votre remède a parfaitement réussi; je suis radicalement guéri, et, depuis ma guérison, je ne fais plus usage d'aucune espèce de bandage, ce qui m'a procuré une grande satisfaction.

En conséquence, Monsieur, je m'empresse de vous faire passer les vingt-cinq francs qui vous sont légitimement dus pour solde du prix de mon traitement, et je me croirais le plus ingrat des hommes si je différais de m'acquitter auprès de vous.

Recevez, Monsieur, l'assurance de ma reconnaissance et de mon très-profond respect.

Signé : GOUZIL,
Concierge de la Société littéraire de Chollet, département de Maine-et-Loire.

MONSIEUR,

Le remède contre les hernies que vous m'envoyâtes en novembre dernier a parfaitement réussi. La personne pour laquelle je vous l'avais demandé était, depuis treize ans, fatiguée d'une hernie double : elle est maintenant si complétement guérie, qu'elle a quitté tout-à-fait le bandage.

Je vous prie, Monsieur, de m'adresser soixante potions du même remède pour deux personnes qui veulent en user. Ci-joint une reconnaissance de cent vingt francs, sur la poste, pour solder votre envoi.

J'ai l'honneur d'être, Monsieur, votre très-humble serviteur.

Signé : MÉNARD, Prêtre,
Économe du Séminaire d'Angers, département de Maine-et-Loire.

Je soussigné, DUPRAT, instituteur à la Verrie, canton de Mortagne, département de la Vendée, certifie que M. Pierre Simon a, de ma propre connaissance, radicalement guéri d'une hernie une personne de ma famille, que ma discrétion ne permet pas de nommer ici. Cette personne ne fait plus usage de bandage. Le tout est sincère et véritable.

Signé : DUPRAT, *instituteur.*

Monsieur Pierre SIMON,

J'ai l'honneur de venir auprès de vous, pour vous informer de l'heureux résultat du remède que vous m'avez fourni pour la guérison d'une hernie dont j'étais atteint depuis un grand nombre d'années. J'ai dirigé exactement le traitement que vous m'avez prescrit ; cependant je ne suis pas radicalement guéri de cette infirmité, mais j'espère une prochaine guérison en continuant l'usage de votre remède pendant quelque temps. Me rappelant que vous m'avez dit, en me livrant le remède, que si je n'étais pas radicalement guéri après avoir consommé cette quantité, je devais continuer jusqu'à parfaite guérison, en prolongeant mon traitement avec de nouvelles potions que vous m'enverriez ; en conséquence, Monsieur, je vous prie de me faire un nouvel envoi, mais je crois essentiel de vous informer de ce que j'étais avant de faire usage de votre spécifique et de ce que je suis maintenant, afin que vous sachiez la quantité de potions nécessaires pour terminer la guérison de ma hernie, qui ne se fait que très-peu sentir.

Je suis âgé de quarante-cinq ans et j'étais atteint de cette cruelle maladie dès l'âge de dix-huit ans. J'ai supporté cette infirmité pendant vingt-sept ans, sans avoir jamais pu être soulagé par aucune personne de l'art, aucun brayer ne pouvant la comprimer. J'étais en outre attaqué de plusieurs autres maladies chroniques ; depuis un grand nombre d'années j'étais affligé d'une phlegmasie glaireuse, et je souffrais d'horribles maux de tête et d'estomac ; depuis vingt ans je vomissais de la bile et des glaires immédiatement après tous mes repas ; enfin, je menais une vie triste et languissante, voyant mes infirmités avancer progressivement, malgré les secours de l'art.

Aujourd'hui, Monsieur, je suis guéri de toutes mes infirmités, sauf ma hernie qui se fait sentir un peu. L'appétit est bon, le sommeil est tranquille, et je ne vomis plus après mes repas. Mes maux de tête sont disparus, et mon estomac, faisant bien ses fonctions, ne me fait plus souffrir. Enfin, j'atteins un embonpoint qui paraît sensible aux personnes qui m'entourent, et j'attribue ma guérison à l'effet de votre spécifique contre les hernies. Ainsi, Monsieur, si vous n'aviez pas administré votre remède à des tempéraments comme le mien, vous pourriez en toute confiance l'ordonner dans de pareilles circonstances. Votre découverte est vraiment d'un prix inappréciable.

Veuillez, Monsieur, avoir la complaisance de me faire un nouvel envoi de vos potions, suivant la quantité que vous jugerez nécessaire pour terminer la guérison de ma hernie, et croyez à une éternelle reconnaissance et au dévouement le plus respectueux avec lesquels j'ai l'honneur d'être votre très-humble et très-obéissant serviteur.

Signé : TERRIEN, *prêtre,*
Desservant de la paroisse de Landeronde, canton de la Motte-Achard,
département de la Vendée.

Le Maire de la commune du Boupère certifie que M. Pierre SIMON a radicalement guéri le nommé Ferchaud, cultivateur au village de la Grivière, de cette commune, d'une hernie dont il était atteint depuis quatre ans. Maintenant il ne fait point usage de bandage.

Signé : Le comte de BAGNEUX, *maire.*

Je soussigné, Maire de la commune de Saint-Aubin-des-Ormeaux, arrondissement de Bourbon-Vendée, certifie que le nommé Jean Suaudeau, cultivateur audit bourg (ne sachant signer), a déclaré devant moi, Maire de ladite commune, que M. Pierre SIMON l'a radicalement guéri d'une descente ou hernie complète, laquelle tombait des deux côtés dans le scrotum depuis quarante ans, et l'avait en dernier lieu conduit à toute extrémité, ce dont tous les voisins ont été témoins. Au moment où il requit les secours de M. Pierre SIMON, le malade souffrait d'une extrême douleur par sa descente qui se compliquait d'étranglement de la grosseur d'un pain d'une livre au moins ; enfin, que par les soins de M. Pierre SIMON, il se trouve entièrement guéri de cette infirmité, n'ayant plus besoin ni de bandage, ni d'aucun autre moyen accessoire. En foi de quoi il a délivré le présent certificat, et lui permet de le rendre public, s'obligeant d'en attester, en toute occasion, la vérité et la reconnaissance qu'il doit à celui qui lui a fait recouvrer la santé.

Signé : LOISEAU, *maire.*

Nous, Maire de la commune des Herbiers, certifions que Jean Baré, métayer au village du Pruneau, de cette commune, vient de déclarer devant nous que M. Pierre SIMON l'a radicalement guéri d'une hernie inguinale et complète, dont il était atteint depuis plusieurs années. Il nous a déclaré, en outre, qu'il est âgé de soixante-douze ans et qu'il ne fait plus usage de bandage. Le tout nous a paru sincère et véritable; c'est pourquoi nous avons délivré le présent pour attester l'efficacité du remède de M. Pierre SIMON, dont la célébrité est connue.

Signé : RAIMBAUD, maire.

Le Maire des Herbiers, soussigné, certifie que le nommé Charrier, métayer, demeurant à la Filonnière, de notre commune, s'est présenté devant nous, et nous a déclaré que M. Pierre SIMON l'a radicalement guéri d'une hernie qui lui tombait depuis cinq ans des deux côtés dans le scrotum, et ne pouvait être contenue par aucun bandage; enfin, que par les soins de M. Pierre SIMON, il se trouve radicalement guéri et ne fait point usage d'aucune espèce de bandage, ce qu'il nous a déclaré sincère et véritable.

Signé : Le baron du LANDREAU, maire.

MONSIEUR,

Après avoir vu les bons résultats de votre remède, obtenus chez M. P..., de cette ville, âgé de soixante-dix ans, atteint d'une hernie depuis vingt ans, je me suis fait un devoir de le recommander.

En conséquence Monsieur, je vous prie de m'expédier trente-cinq potions de votre spécifique pour un homme qui porte une hernie inguinale depuis environ huit ans. Ci-inclus un mandat sur la poste pour solder votre envoi.

Monsieur, je suis avec des sentiments distingués votre dévoué serviteur.

Signé : VIGNOLAT,
Docteur-Médecin des Épidémies de l'hospice de Lombez, département du Gers.

A Monsieur MACÉ, Archi-Prêtre, vicaire-général du diocèse de LUÇON (Vendée).

MONSIEUR,

Permettez que je vienne vous prier de me rendre un service qui restera au profit de l'humanité souffrante.

Il y a six ans, Monsieur *Simon* expédia à M. *Ormière*, docteur-médecin à Roquecourbe, arrondissement de Castres, département du Tarn, un nombre de potions de son spécifique contre les hernies.

Afin d'être utile à mes semblables, je me suis fait un devoir de publier cet excellent spécifique, et déjà trois personnes de nos contrées qui en ont fait usage sont radicalement guéries.

Plusieurs autres sujets, désirant faire usage du même remède, en ont demandé à M. *Ormière*, qui a répondu qu'il était depuis longtemps dépourvu de remède, qu'il avait écrit à M. *Simon* pour lui en demander, mais qu'il n'avait reçu de lui aucune réponse. Nous ignorons maintenant l'existence de M. Simon; nous craignons beaucoup qu'il soit mort.

En conséquence, Monsieur, je vous prie d'avoir la complaisance de me donner tous les renseignements nécessaires sur M. *Simon*, et de lui remettre la présente, avec prière d'y répondre de suite.

Si M. *Simon* était mort, veuillez, je vous prie, Monsieur, communiquer ma lettre à celui qui aurait été chargé de cet excellent spécifique.

Agréez, Monsieur, l'assurance de mon très-profond respect.

Signé : BIAU,
Curé d'Algans, canton de Sernin-de-Cuq-Toulza,
arrondissement de Lavaur, département du Tarn.

On adresse ce Prospectus aux personnes qui en font la demande par lettre affranchie.
